LE DOCTEUR

HECTOR FORGEMOL

(1819-1885)

PAR

LOUIS BOURGOIN

Ancien Professeur de sciences

PRIX : CINQUANTE CENTIMES

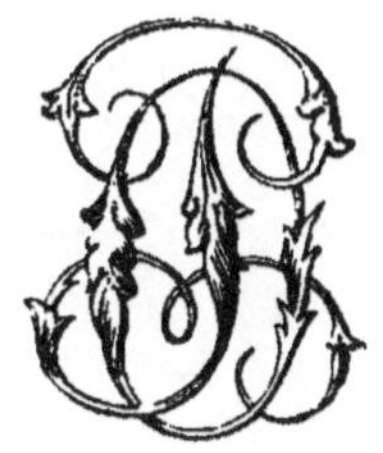

PARIS

PAUL OLLENDORFF, ÉDITEUR

28 *bis*, RUE RICHELIEU, 28 *bis*

1886

A CEUX

QUI SE SOUVIENNENT

DU DOCTEUR

HECTOR FORGEMOL

Son vieil ami,

LOUIS BOURGOIN.

Tournan, le 21 février 1886.

LE DOCTEUR

HECTOR FORGEMOL

I

C'est un spectacle rare, un exemple précieux que celui de l'homme à qui une éducation, pleine de pieuse sollicitude mais sévère et virile, a fait comprendre de bonne heure les graves responsabilités de la vie, les devoirs envers la société, le pays, la famille et envers soi-même, qui a élevé dans sa conscience l'édifice moral d'un noble idéal d'existence et qui met la plus fidèle et la plus constante énergie à poursuivre cet idéal par la voie austère du travail, du dévouement et du sacrifice. C'est un spectacle digne des regards de Dieu, un spectacle encourageant et consolant pour l'humanité.

L'homme qui a montré cette force de caractère, cette hauteur de raison, cette générosité de sentiments, qui a énergiquement soutenu ce contraste avec les préoccupations égoïstes, les défaillances de volonté, les mesquines vanités que nous voyons s'ébattre au sein de notre civilisation bourgeoise, celui-là mérite à coup sûr d'être signalé à l'admiration et à l'imitation de ses contemporains et de la postérité.

Joignez à ces mérites d'ordre moral, à ce trésor amassé par la volonté, toujours docile au dictamen de la conscience, joignez les lumières de l'intelligence, l'habileté technique, la sûreté de main venant concourir avec les qualités du cœur pour multiplier les bienfaits, ajoutez à cela les découvertes qui sont venues couronner de laborieuses et patientes recherches, entreprises en dehors de la carrière professionnelle pour agrandir le domaine de l'industrie nationale ; et l'on comprendra l'explosion de la reconnaissance publique qui marqua, d'une manière si touchante, les funérailles du docteur Hector Forgemol. On comprendra l'unanimité des regrets et l'empressement des populations du canton de Tournan et des environs à souscrire pour l'érection d'un monument qui conserve pour les contemporains et transmette aux générations futures les traits d'une physionomie chérie.

Pour celui qui écrit ces lignes Forgemol a été un ami d'enfance. Dès la plus tendre jeunesse, il nous a été donné d'assister à l'éclosion de ses qualités, aux évolutions de son âme : nous sommes un témoin de sa vie.

Cette liaison de collège, l'échange ingénu des premières confidences nous imposent le devoir et nous donnent le droit de tracer une biographie rapide, non point pour l'édification de ceux qui ont vu le docteur Forgemol à l'œuvre, mais pour éclairer la religion et dissiper les scrupules de quelques personnes, plus ou moins responsables du bien public, chez lesquelles le zèle méticuleux, la sollicitude jusqu'à un certain point légitime pour le maintien du niveau égalitaire s'effarouchent d'une distinction attentatoire à leurs principes. Y aurait-il donc incompatiblilité entre notre état démocratique et un hommage posthume à rendre à un citoyen modeste et utile ? Ce serait tomber dans un ridicule pédantisme que d'énumérer les démentis infligés à cette singulière supposition par l'histoire d'Athènes et de Rome, aussi bien que par les actualités de notre France républicaine.

II

Le docteur Hector Forgemol de Bostquénard appartient à une ancienne famille d'épée, originaire du Limousin. Le goût pour le service militaire, les aptitudes qu'il exige, le patriotisme, le culte de l'honneur qui distingue éminemment aujourd'hui cette famille remontent à des générations bien éloignées de nous. C'est un précieux trésor qu'on s'y transmet avec le sang.

Hector Forgemol est né à Azerables (Creuse), le 3 mars 1819. Il était âgé de treize à quatorze ans, lorsque son père, M. Antoine Forgemol de Bostquénard, attaché comme chirurgien aide-major à l'hôpital militaire de Besançon, fit venir le jeune homme dans cette ville pour y achever ses études. Hector y suivit comme externe les cours du lycée. C'est là que nous l'avons eu pour camarade et que nous avons pu l'apprécier par une fréquentation quotidienne, devenue bien vite une charmante intimité. C'était un élève sérieux, travailleur, méthodique dans ses actes, très modeste, ayant pour la vérité le respect le plus scrupuleux. Cela lui coûtait-il quelque effort, une certaine dose d'attention ? Avait-il besoin de préméditer ses paroles pour en élaguer les petites exagérations, les témérités cavalières que l'étourderie de la jeunesse laisse échapper volontiers et qu'elle fait si bien excuser ? Non pas. Chez Forgemol la parole jaillissait spontanément du cœur et des lèvres, dans sa pleine et naturelle sincérité, comme l'eau d'une source parfaitement pure et limpide.

Les facultés du jeune étudiant se développaient sous un régime où se mêlaient la tendresse et la sévérité. Ce n'était pas la tendresse indulgente, caressante et mielleuse d'une mère ; Madame Antoine Forgemol était restée dans la Creuse pour donner ses soins à quatre autres enfants ; Hector était seul à Besançon avec son père. Le service de M. Antoine Forgemol à l'hôpital, la visite d'une nombreuse clientèle civile le tenaient absent de son domicile une grande partie de la journée. Pendant ce temps, son fils restait abandonné à lui-même. Que de jeunes gens eussent été tentés d'abuser d'une telle liberté ! Mais pour Hector l'usage en était réglé par son père avec une précision toute militaire : l'assistance aux cours du lycée, les rédactions, exercices de mémoire, compositions imposées à l'écolier dans les intervalles des leçons, tout se réalisait avec l'exactitude la plus ponctuelle. Ainsi le caractère de l'adolescent se formait à l'école virile de la raison et de la responsabilité. Mais ce caractère, dans ce milieu austère, ne contractera-t-il pas quelque chose de morose, de sombre, de monacal, une certaine roideur, une sauvagerie disgracieuse? Rassurez-vous! Hector Forgemol est un bon vivant; il jouit d'une santé excellente; sa physionomie est joyeuse aussi bien que douce; il excelle aux exercices du corps; mettant à profit son séjour dans une contrée montagneuse et accidentée, dans les effluves des sapins et des chênes du Jura, il s'est habitué à ces longues courses à travers le pays, par lesquelles les collégiens fêtent les jours de vacances. Il a pour devise: *mens sana in corpore sano.*

Si nous ne craignions d'être long, nous insisterions volontiers sur ces émotions du jeune âge, sur ces éléments de la première éducation qui déterminent l'idiosyncrasie du corps et de l'âme, suscitent la vocation de l'homme et décident de son avenir. A notre époque de critique philosophique, la question qui se pose tout d'abord pour les biographes tels que Sainte-Beuve ou Taine est celle des origines et des commencements. Cette question négligée, il devient difficile de définir et d'expliquer l'originalité et la valeur de l'individu.

Hector Forgemol obtint à Besançon le diplôme de bachelier-ès-lettres, puis il se fit admettre le 29 novembre 1836 comme chirurgien-élève à l'hôpital militaire d'instruction de Strasbourg. Il apporta dans cette nouvelle carrière d'études ses habitudes d'ordre, de travail et de réflexion. Il parcourut de la manière la plus satisfaisante, la plus honorable, le cercle des leçons, des exercices et des épreuves de cette école. Deux ans après, il entra à l'hôpital de perfectionnement du Val de Grâce, à Paris.

En 1839, nous le trouvons chirurgien sous-aide à l'hôpital militaire de Nancy, puis à Bordeaux, puis à l'hôpital du Dey, à Alger.

Le 16 juin 1840, il passe de l'Algérie à l'hôpital d'instruction de Strasbourg; au mois d'octobre suivant, il est appelé à Paris, au Gros-Caillou.

Un peu plus tard, il revient en Afrique; là, il est attaché à un corps de troupe isolé. Bloqué à Médéah, il se voit pendant six mois presque dépourvu de moyens thérapeutiques. En face de ces difficultés, il fallait une énergie et une patience à toute épreuve, une ingéniosité toujours prête, une dextérité magistrale. Ces circonstances critiques dégagèrent avec éclat ce que la modestie du jeune chirurgien avait jusqu'alors laissé un peu dans l'ombre. Son dévouement et son habileté professionnelle s'élevèrent promptement à la hauteur de sa mission. Pour les témoins comme pour les sujets de ses opérations et de ses cures, ce fut une révélation, ce fut un titre à leur confiance et à leur admiration, ce fut une glorieuse période de sa vie militaire. Dès lors, il était hautement recommandé par la force des choses à la justice et à la bienveillance de ses chefs. Il avait à peine vingt-deux ans quand il fut nommé aide-major. Il ne tarda pas à être pourvu des diplômes de bachelier-ès-sciences et de docteur en médecine.

On pouvait augurer pour lui un avancement rapide ; les postes les plus élevés dans la médecine militaire semblaient lui être destinés. Mais n'est-on pas tenté de dire aujourd'hui que la Providence réservait pour la vie civile et provinciale, au profit d'un modeste canton, cette intelligence d'élite et ce génie bienfaisant ? Brusquement, il interrompit les succès de sa carrière militaire et vint établir ses pénates à Tournan. Si l'on peut lui appliquer l'éloge « *transiit benefaciendo* », c'est surtout à travers la Brie qu'il l'a mérité.

Dans le cours de l'année 1843, d'intimes relations se nouèrent entre M. Forgemol père et M. Boué, docteur en médecine à Tournan. M. Boué avait à Paris un oncle, avancé en âge, médecin lui-même et impatient de prendre sa retraite en cédant sa clientèle à son neveu. M. Boué était par là mis en demeure de se trouver pour lui-même un successeur. Il le voulait digne de lui, digne de son beau-père et prédécesseur, M. Corbin, digne en un mot de continuer une lignée séculaire de médecins jouissant à Tournan d'une estime et d'une confiance bien assises et d'une popularité héréditaire. Ses vues s'arrêtèrent sur le jeune docteur Forgemol. Il ne pouvait faire un meilleur choix.

En 1844, le chirurgien aide-major donna sa démission au grand regret de ses camarades et de ses supérieurs hiérarchiques. Une lettre d'adieux et de souhaits que lui écrivit alors le colonel du 1er de ligne permet de mesurer le vide que le départ d'Hector Forgemol laissait au régiment. Sans doute, il éprouva un déchirement quand il se sépara de sa famille militaire ; mais il y avait pour lui une gracieuse et large compensation. Par son mariage avec mademoiselle Élisabeth Boué, il entrait dans une maison où l'exquise simplicité des mœurs, la franchise des affections et la délicate obligeance sont une vieille et inaltérable tradition. Madame Forgemol partagea l'humeur généreuse de son mari et s'associa à ses dévouements comme un ange d'encouragement et de bon conseil.

Suivrons-nous pas à pas le docteur Hector Forgemol dans le cours de son activité bienfaisante à Tournan? Les détails dans lesquels nous entrerions ne feraient que confirmer ce qui a été dit en termes généraux sur sa tombe par des voix bien autorisées, et n'apprendraient guère que ce qu'on sait déjà. Plusieurs générations l'ont vu au chevet des malades et dans l'humble demeure des pauvres. Il y avait en lui un fonds très riche de sensibilité, compatissante d'aménité respectueuse pour la souffrance et le malheur. Ses paroles, ses gestes, sa noble physionomie avaient une singulière puissance d'insinuation amicale et consolante. Et il était, selon l'expression des Arabes, *l'homme à la main ouverte*. On a rappelé à ses funérailles qu'en diverses circonstances il laissait sur la cheminée de l'indigent la pièce d'argent nécessaire à l'acquisition du remède. Nous savons, de source certaine, que souvent il a laissé la pièce d'or. Mais sa main gauche ignorait les libéralités de la droite et ce serait presque offenser la mémoire de cet homme modeste que d'insister sur des faits révélés par les indiscrétions de la reconnaissance.

Rappelons sommairement les témoignages publics fondés sur des preuves bien apparentes ; rappelons les hommages rendus au mérite du médecin et du citoyen par des autorités compétentes.

Le 22 avril 1844, une ordonnance royale l'avait appelé aux fonctions de chirurgien aide-major du bataillon de garde nationale de Tournan. En 1848, il avait été élu capitaine de ce même bataillon, qu'il conduisit pendant les journées de juin, à Paris, à la défense de l'ordre menacé.

En 1849, le choléra sévit avec une violence toute particulière sur Tournan et les communes voisines. La panique causée par le fléau l'emportait sur la compassion pour les malades. Les plus braves reculaient devant le danger de la contagion. Dans ces tragiques circonstances, le docteur Forgemol, avec l'aide de la municipalité, organisa des ambulances sur la place du Château ; son initiative suffit à toutes les exigences ; il se montra à la fois médecin et sœur de charité. Dans l'élan de leur gratitude, les conseils municipaux des communes contaminées réclamèrent pour lui une médaille d'honneur. Cette récompense ne fut pas alors accordée ; mais, en 1854, le retour de l'épidémie et la répétition des mêmes services déterminèrent une démarche revendicative qui, cette fois, fut couronnée de succès.

Par arrêté préfectoral du 12 janvier 1853, il fut nommé membre de la Commission de statistique du canton de Tournan. Il était déjà des Comités de vaccine et d'hygiène. Il était également membre titulaire fondateur de la Société d'archéologie, sciences, lettres et arts de Seine-et-Marne, délégué cantonal de l'instruction publique, membre honoraire de la Société de secours mutuels des instituteurs, institutrices et directrices d'asile de Seine-et-Marne, membre de l'Association générale des médecins de France et vice-président de la Société locale de Melun et de Fontainebleau. Le compte-rendu de cette dernière Société, en date du 5 juillet 1885, fait le plus grand éloge de Forgemol, décédé le 19 février de cette année, et relate les récompenses qui lui avaient été décernées pour le choléra et la vaccine, ainsi que pour d'autres services patriotiques dont nous parlerons bientôt.

Nous allions oublier que, du mois de février au mois de juillet 1870, une épidémie de variole qui jeta la consternation parmi les habitants trouva le docteur Forgemol toujours prêt et agissant au poste d'honneur que lui assignaient son expérience et la confiance de ses concitoyens. On le vit, donnant à tous l'exemple d'une véritable bravoure, pousser la sollicitude jusqu'à préparer de ses propres mains la couche des malades et à se faire leur infirmier. Sincère admirateur de ces services, qui sont encore présents à la mémoire de tous, M. le préfet de Seine-et-Marne, en remerciant le docteur, lui annonça qu'il était proposé pour une grande médaille d'or. Mais les événements de 1870 vinrent malheureusement suspendre le cours de cette prévenance administrative.

Arrivé à l'âge de cinquante-deux ans, rentré depuis plus d'un quart de siècle dans la vie civile et dans la douce intimité de la famille, le docteur Forgemol pouvait se croire à jamais séparé de l'armée. Mais hélas ! l'année terrible vint apporter une brusque perturbation dans son existence. La patrie envahie et insultée sollicitait son dévouement. Il dut reprendre le harnais de médecin militaire, en qualité de chirurgien en chef des ambulances de Tournan qu'il avait d'ailleurs organisées. Il eut encore à donner ses soins aux malades et blessés des ambulances improvisées de Gretz, Roissy, Pontcarré, Hermières et Saint-Ouen. Son énergie surexcitée jusqu'à l'héroïsme fit généreusement face au rude services d'une double clientèle. Son attitude ferme et digne savait imposer le respect aux Allemands victorieux. A ses campagnes d'Algérie vînt s'ajouter glorieusement sa campagne de France. Un diplôme de la Société Française de secours aux blessés (œuvre internationale), les certificats des communes du canton constatant sa belle conduite au milieu de nos désastres et du désarroi général, cela fut pour son âme de patriote une douce récompense à laquelle le gouvernement mit le comble en le nommant chevalier de la Légion d'honneur, le 23 juin 1871.

En 1878, il reçut du ministre de la guerre un témoignage de haute satisfaction pour les soins gratuits donnés aux gendarmes pendant plus de quarante ans. A ce même titre, il fut, à diverses reprises, l'objet d'une proposition pour le grade d'officier de la Légion d'honneur.

Médecin, pendant plusieurs années, de la Compagnie des chemins de fer de l'Est pour la circonscription de Nogent-sur-Marne à Verneuil, médecin-inspecteur des enfants assistés, il était également médecin des bureaux de bienfaisance de Tournan, Châtres, Liverdy, Presles, Gretz, Favières, Roissy, Ozouer-la-Ferrière, Villeneuve-Saint-Denis, Neufmoutiers et des Chapelles-Bourbon.

Conseiller municipal de Tournan dès 1846, il n'a pas cessé de représenter ce canton au conseil d'arrondissement de Melun depuis 1867.

Il était commandeur du Nichan-Iftikhar de Tunis du 16 août 1881.

III

Abordons une autre face de cette existence si occupée et si bien remplie. A côté du médecin, voyons le naturaliste observateur et industrieux.

On sait quelle atteinte fut portée à notre richesse nationale par les maladies des vers à soie : *tache, gattine, muscardine*. On connait le dicton méridional : *la gattine, le phylloxéra et l'alizarine artificielle, voilà les trois fléaux de la vallée du Rhône*. Une de nos plus précieuses industries, la sériciculture, se trouva gravement compromise. De 1863 à 1867, la production de la soie française était descendue de 100,000,000 de francs à 35,000,000. Le prix de la graine du bombyx *Mori* avait quadruplé. Encouragés par la Société d'Acclimatation et soucieux du triste état des choses, des hommes éminents tels que le maréchal Vaillant, M. Jacques Valserre, M. J.-B. Dumas, et surtout M. Guérin-Meneville s'empressèrent de combattre le fléau. La cause du désastre fut cherchée un peu partout : dans la dégénérescence du mûrier, dans l'air vicié des magnaneries, dans l'exoticité des graines soustraites à l'action nécessaire du climat natal. Aucune de ces explications ne fut admise comme pleinement satisfaisante. On s'attacha à acclimater en France et dans nos colonies de nouvelles espèces de lépidoptères séricigènes. On emprunta à l'Extrême-Orient *le Faidherbi, le Pernÿi, l'Hespérus, le Yamamaï, le Mylitta, le Cynthia, le Paphia*, etc., espèces plus ou moins rustiques et robustes qui demandent leur nourriture, non pas au mûrier blanc, mais au chêne, à l'ailante, au ricin, au prunier, au saule, etc. Une vive émulation se manifesta dans ce courant de recherches et d'expériences. Le docteur Forgemol ne tarda pas à fournir sa part de lumières et de tentatives. Le ver de l'ailante et celui du ricin furent spécialement l'objet de ses observations et de ses essais pratiques. Avant tout, il s'attacha à vaincre une difficulté de main-d'œuvre que présentaient non pas seulement quelques-unes des espèces nouvelles, mais le bombyx du mûrier lui-même. Les cocons dits *de graine*, choisis, selon l'usage, parmi les plus beaux, les plus riches en soie, se trouvent, après la sortie de l'insecte parfait, fâcheusement déformés ; le fil n'a plus sa continuité ; il est comme haché et ne se prête pas au dévidage ; on ne savait tirer de ces cocons *dépapillonnés* qu'une bourre grossière et de peu de valeur.

Hector Forgemol entreprit de supprimer cette cause de déchet. Il inventa un mécanisme ingénieux, simple et très pratique pour relier les divers segments en un fil unique et uniforme. Son procédé est d'ailleurs applicable à ce que l'on appelle les *cocons doubles*. Vers la fin de 1861, il prit un brevet pour cette invention ; mais à peu près en même temps que lui une autre personne avait abordé le même problème industriel et prétendait l'avoir résolu. C'était madame la baronne de Pages, née comtesse de Vernède de Corneillan, petite-nièce de Philippe de Girard. Cette dame prit de son côté un brevet pour le même objet. De là, concurrence et réciproque revendication de la priorité. La courtoisie chevaleresque qui ne perd jamais ses droits en France inclinait sans doute l'esprit des juges en faveur d'une dame hautement recommandée par sa naissance et ses relations ; mais le docteur avait un avantage. Il avait expliqué par le menu son procédé et fait fonctionner, avec plein succès, sa machine devant les commissaires de la Société d'Acclimatation ; madame la baronne s'était contentée d'arguer de son brevet et d'exhiber des résultats. Le docteur offrait de faire des expériences comparatives sous les yeux d'un jury ; la baronne déclinait cette proposition. Un aréopage serait embarrassé à moins. Enfin la Société d'Acclimatation trancha le nœud gordien et mit les parties d'accord, en leur décernant une grande médaille d'or *ex æquo*.

Les découvertes du sériciculteur Forgemol reçurent d'autres consécrations publiques : deux nouvelles médailles d'or, sept médailles d'argent dont une de 1re classe à Porto (Portugal), une médaille de bronze et des mentions honorables, à Londres en 1862, à l'exposition universelle de Paris en 1867 et au concours régional de Beauvais en 1869.

Les travaux du docteur Forgemol sur les matières textiles ne se bornèrent pas à leur objet primitif : la soie. Le chanvre et le lin eurent leur tour. Frappé des inconvénients que présente le rouissage du chanvre et qui consistent dans la lenteur de l'opération, dans les émanations fétides et repoussantes des *routoirs*, dans l'obstacle qu'ils opposent à l'empoissonnement des cours d'eau, il chercha à remplacer ce vieil usage par un procédé chimique plus expéditif, moins répugnant et tout à fait inoffensif.

Le 12 février 1869, il prit un brevet pour ce procédé qui permettait d'obtenir des fibres textiles du lin, du chanvre, de la guimauve, des cocons ouverts et de toutes plantes indigènes ou exotiques. Quelque temps après, il présentait à la Société d'Acclimatation des filés de lin et de chanvre obtenus par sa nouvelle méthode et, au concours régional de Beauvais, ces produits étaient mentionnés honorablement ainsi que les filés de soie d'ailante dont ils étaient accompagnés.

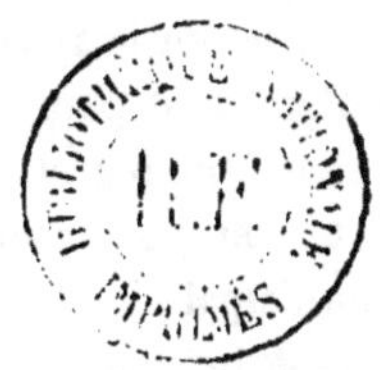

IV

Revenons à de tristes souvenirs que nous avons déjà évoqués ; rappelons le deuil ou pour mieux dire la consternation dont furent frappés la ville et le canton de Tournan, quand on apprit la mort si prompte du cher et vénéré docteur ; rappelons les touchantes et imposantes funérailles ! Dans l'explosion de la douleur et de la reconnaissance populaires une souscription s'est ouverte spontanément pour l'érection d'un bronze ou d'un marbre en l'honneur du mort tant regretté. Cette souscription a été accueillie par tous avec une sorte d'enthousiasme ; elle présuppose et elle attend, de la part du conseil municipal de Tournan, un complément naturel, une sanction collective : c'est la concession d'un emplacement honorable pour le monument. Cette sanction indispensable, le conseil hésite à l'accorder.

S'associer à un vote négatif, ne serait-ce pas de la part des conseillers qui ont individuellement souscrit un désaveu de leur conduite ? Ne serait-ce pas se déjuger ? Envers la masse des souscripteurs, un refus ne serait-il pas, sous le régime du suffrage universel, une anomalie, une sorte d'hérésie politique, un acte de lèse-démocratie ? Est-il donc si pénible de voir s'élever dans un lieu public un monument plastique qui sera un embellissement pour la ville et pour les citoyens le stimulant d'une noble émulation ?

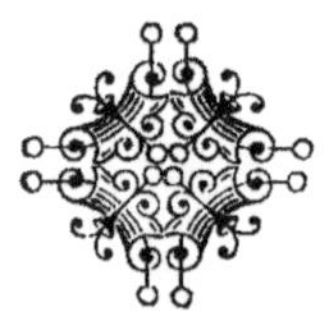

Nous avons jugé convenable d'annexer à notre notice rétrospective les discours prononcés aux funérailles du 21 février 1885. Malheureusement, si l'improvisation permet à la parole une effusion plus libre, une allure plus animée, elle a l'inconvénient de n'en pas laisser de traces matérielles. Nous regrettons de ne pouvoir reproduire le discours de M. le docteur Bancel, maire de Melun, président de la Société médicale de Seine-et-Marne, qui a fortement ému les auditeurs, mais dont la copie nous manque.

L. B.

Discours de M. Paul Hastier, auditeur à la Cour des Comptes, maire de Tournan

Messieurs,

La vie de celui que nous accompagnons aujourd'hui à sa dernière demeure vous est trop connue pour que j'aie à la retracer devant vous. Permettez-moi cependant de venir donner, au nom de la ville de Tournan, un suprême adieu à notre concitoyen, à l'homme de bien que nous avons perdu.

Né en 1819, M. Forgemol vint se fixer de bonne heure dans ce pays qu'il ne devait plus quitter. Dès lors, il ne s'appartenait plus et se donna tout entier à ses semblables. Aux malades, aux pauvres, à tous ceux qui souffraient, bien plus qu'à lui-même, tous ses instants étaient consacrés. Qu'on fût riche ou qu'on fût pauvre, à toute heure du jour ou de nuit, on pouvait frapper à sa porte, certain d'un accueil bienveillant et d'un secours immédiat. Ni les intempéries, ni les dangers, ni les épidémies ne pouvaient l'empêcher de prodiguer des soins, bien souvent répugnants, à tous ceux qui réclamaient son concours. Et combien de fois, malgré son extrême discrétion, n'avons-nous pas appris qu'il mettait le comble à son désintéressement en laissant dans les plus humbles chaumières des aumônes que sa délicatesse savait faire accepter avec reconnaissance.

Puis dans son intimité où j'ai eu l'honneur d'être bien souvent admis, quelle aménité de caractère, quelle bonté d'âme, quelle affection pour tous les siens !

Pendant la guerre néfaste de 1870, pendant l'année terrible, son zèle sembla grandir encore avec les obstacles. Demeuré seul à Tournan, il sut se multiplier merveilleusement pour porter de tous côtés, en dépit de la difficulté des communications, ses soins et ses conseils. Les ambulances, les malades civils absorbaient ses journées, ses veilles, ses nuits ; la croix de la Légion d'honneur fut alors la juste récompense de tant de dévouement.

Mais ces fatigues perpétuelles devaient finir par épuiser sa santé ; il continua néanmoins sa tâche et, malgré ses souffrances physiques, malgré les douleurs morales que lui causèrent de terribles deuils de famille, il persévéra dans sa mission. Enfin, comme si le nom qu'il portait dût être à la fois le symbole du courage civil, comme il est celui de la valeur militaire, il est mort sur la brèche, victime de son devoir professionnel.

Du reste, Messieurs, je le reconnais à la louange de nos concitoyens, il n'eut pas affaire à des ingrats. Il fut nommé conseiller municipal peu de temps après son arrivée dans notre ville et, depuis ce moment, il n'a pour ainsi dire jamais cessé de faire partie et d'arriver en tête de notre assemblée communale. Conseiller d'arrondissement en 1867, il n'a presque jamais eu de concurrents depuis sa première élection ; sans distinction de partis ni d'opinions, on était heureux de lui confier ces fonctions que sa modestie n'a jamais voulu échanger contre des honneurs plus brillants et plus recherchés. Aussi, les regrets qu'il laisse sont unanimes. Si nous perdons en lui un collaborateur assidu et éclairé, les enfants de nos écoles ainsi que le corps enseignant pleureront leur protecteur zélé, les pauvres leur soutien constant, tous un ami bienveillant.

Puisse sa vie si bien remplie servir d'exemple à tous ceux qui sont appelés à continuer son œuvre ! Les consolations sont, je le sais, hélas ! par expérience, bien superflues dans ces terribles angoisses ; mais puisse aussi l'immense affluence de ceux qui, émus et reconnaissants, assistent à cette lugubre cérémonie, adoucir la légitime douleur de sa famille éplorée !

Discours de M. le baron Jules Legoux, maire des Chapelles-Bourbon

Messieurs,

Souffrez qu'au nom des communes avoisinant la ville de Tournan, au nom de leurs habitants auxquels le docteur Forgemol de Bostquénard a prodigué pendant de longues années ses soins avec tant de dévouement, je vienne ici joindre nos pleurs à vos pleurs et vous dire en quelques mots la grande perte que nous ressentons si vivement.

Qui, en effet, plus que Forgemol a mérité d'être à jamais regretté? Nature d'élite, s'il en fût; d'un esprit ouvert à la connaissance de tout ce qui était bon et beau dans la plus noble acception du mot; d'une science profonde dans les secrets de sa noble et si utile profession, il était un grand praticien et, ce qui vaut mieux encore, un grand cœur.

Obéissant à une légitime ambition, il aurait pu trouver à Paris une situation enviée : les honneurs et la fortune l'y attendaient; mais il ne voulut pas quitter ce pays d'adoption où tous ses clients étaient devenus ses amis et où il avait trouvé un large champ à son esprit de dévouement et de charité.

Ne l'avons-nous pas vu, par tous les temps, à toutes les heures du jour et de la nuit, voyageant dans une voiture hélas! trop souvent découverte, allant porter à ceux qui souffraient les soulagements qu'exigeaient leurs maladies et apportant en même temps la bonne parole qui, souvent mieux que les remèdes, réconforte le malade. Ainsi il avait ce grand art de panser non seulement les corps qui souffrent, mais encore les âmes endolories.

Et si par hasard la fatigue avait brisé ses forces, s'il se sentait las et exténué, si la visite qu'on sollicitait de lui devait le mener à trois ou quatre heures de Tournan, si la nuit était fouettée par la neige qui, en se durcissant, rendait le chemin impraticable, s'il hésitait, si la prudence la plus vulgaire lui conseillait, lui ordonnait de rester chez lui, il y avait un moyen sûr de le décider à partir : c'était de lui dire que le malade était pauvre et sans ressources. Aussitôt il se levait et courait près du malheureux, lui consacrant son temps, son expérience et le plus souvent lui remettant avant de partir l'argent nécessaire pour acheter les remèdes qu'il venait d'ordonner.

Que voulez-vous, Messieurs, il avait la folie, la sainte folie du dévouement ! Il appartenait à cette forte race des Forgemol, dans les veines desquels coule un sang chaud et généreux. Qu'ils soient médecins ou soldats, ils ne redoutent ni les fatigues, ni les douleurs, ni les dangers ; ils ne craignent pas la mort... La mort ? Le docteur Forgemol, depuis près de cinquante ans, l'avait combattue, il avait lutté corps à corps avec elle ; grâce à sa science et à son expérience il l'avait bien souvent chassée loin des malades sur lesquels elle semblait avoir déjà posé sa main néfaste. Mais la mort devait un jour, jour terrible, prendre sa revanche et emporter celui-là qui, tant de fois, l'avait fait reculer.

Vous savez, Messieurs, dans quelles cruelles circonstances le docteur Forgemol nous a été enlevé. Il était souffrant, très souffrant. Un malade — ce n'était ni un riche, ni un fortuné, ni un puissant de ce monde — devait être transporté à Paris. Le docteur aurait pu le confier uniquement aux soins d'une personne amie ; mais il pensa que son devoir était d'accompagner le malheureux, pour le cas où quelques complications se fussent présentées pendant la route. Par ces mauvais jours de février qui semblent porter avec eux la mort, il monta donc sur le siège de la voiture. Cet acte de dévouement accompli par lui avec simplicité devait lui coûter la vie. Il avait conduit de Tournan à Paris un mourant ; il ramena de Paris à Tournan un autre mourant, c'était lui-même !

Mais ce n'était pas assez pour son dévouement : le lendemain, il se rend dans une commune voisine de votre ville pour donner ses soins à une malade en proie à une fièvre pernicieuse. Il ne se contente pas de lui prescrire les remèdes nécessaires. Ainsi qu'une sœur de charité, de ses propres mains, il nettoie la chambre qui suinte la misère, refait le grabat, soigne la pauvre femme..... et il se retire, emportant des germes d'empoisonnement contractés auprès de la malheureuse. Trois jours après, il était mort.

Ainsi meurt le soldat sur le champ de bataille, victime souvent inconnue, mais glorieuse, de son devoir et de son dévouement à la patrie !

Le jour de la mort de Forgemol a été un jour de deuil pour ce pays, et ce n'est pas sans émotion que, tout à l'heure, suivant le triste cortège, je voyais la stupeur répandue dans la ville de Tournan, les magasins fermés et la désolation peinte sur tous les visages. C'est, Messieurs, que quand un citoyen comme Forgemol vient à disparaître, le deuil n'atteint pas seulement la famille ; il frappe encore la cité et la contrée tout entière dans lesquelles avaient rayonné ses vertus. Voilà pourquoi cette grande foule émue et recueillie se presse autour de cette tombe, apportant à sa famille le tribut de sa douleur et de ses regrets : à sa noble épouse qui fut jusqu'à la dernière heure sa compagne fidèle et aimante, à ses enfants qui lui avaient voué un culte tel que Dieu lui-même en eût pu être jaloux, au général courageux qui, pour la première fois, manque de courage et pleure en ce moment, à tous ses parents enfin dont l'affection l'accompagne au delà du tombeau.

Voilà encore pourquoi nous sommes tous réunis ici pour dire adieu à ce grand homme de bien, un dernier adieu... Je me trompe, Messieurs, il doit y avoir, il y a par delà cette existence terrestre une autre existence où ceux qui se sont aimés ici-bas se retrouveront. S'il n'en était ainsi, où serait la consolation dans la vie ? où serait l'espérance dans la mort ?

Il y a une justice éternelle, Messieurs ! Forgemol le croyait, comme j'en suis convaincu moi-même. Il a donc reçu la légitime récompense qu'il méritait, lui qui a été non seulement le médecin des corps périssables, mais encore le médecin tendre et affectueux des âmes immortelles.

Pour nous qui l'avons connu et aimé, nous conserverons pieusement sa mémoire en notre cœur, comme un exemple et une leçon : il a appris à chacun de nous le mépris des richesses, la fidélité à ses devoirs, le dévouement à ses concitoyens et le respect de son propre honneur !

Discours de M. Louis Bourgoin, ancien professeur de sciences

Messieurs,

Je n'ai pas la prétention de parler au nom d'une population douloureusement émue par le coup foudroyant qui a frappé le docteur Forgemol. Je n'aurais pas autorité pour cela ; je suis trop nouveau parmi vous ; et quoique ayant été, en mainte occasion, témoin de la sympathie générale dont cet excellent homme était l'objet, il serait téméraire à moi de chercher à l'exprimer ; mes paroles demeureraient fort au-dessous de ce que vous savez et de ce que vous sentez. Mais, si cette interprétation m'est interdite, je puis dire un mot au nom des amis d'enfance et de jeunesse, des camarades d'école, qui ont assisté avec moi à l'éclosion d'un beau caractère, d'un caractère présentant de bonne heure une rare et charmante alliance d'énergie virile, de dévouement sincère, d'inébranlable fidélité, de bonté active, délicatement officieuse et prévenante.

Dans un drame de Schiller, un personnage meurt en prononçant ces paroles : « Dites-lui (*à Don Carlos*), dites-lui que, quand il sera devenu « homme, il porte respect aux songes de sa jeunesse ; qu'il n'ouvre pas « son cœur, cette tendre et céléste fleur, à la raison tant vantée, à ce ver « qui ronge et qui tue ; qu'il ne se laisse point égarer quand la sagesse de « la chair diffamera la sainte ardeur qui vient du ciel. Je le lui ai dit au- « trefois. » Eh bien ! comme le personnage de Schiller, comme le *Marquis de Posa*, Hector Forgemol a gardé intacte sous l'armure froide de la science, sous le rude harnais de la profession, la candeur des années printanières, la flamme de l'adolescence, les hautes intuitions et les nobles admirations de la jeunesse. Dans le patriarcal salon où se réunissait sa famille, au milieu de ce *cercle frais qui brode et cause doucement*, selon l'expression de Victor Hugo, ou dans sa voiture, sur les routes de la Brie, quand il avait près de lui quelque vieux camarade, comme il aimait à parler de ses chers poëtes, à réciter de mémoire leurs belles tirades, à revenir à ses enchantements d'autrefois! Parfois même, il s'essayait à rivaliser avec eux, alors que quelque grande scène de la nature, quelque pittoresque paysage de la Creuse, sollicitait sa verve et le tirait de sa réserve médicale. Les invasions du matérialisme moderne — ou renouvelé des Grecs — du sensualisme, du mécanicisme, de l'organicisme qui nous sont venus d'Angleterre et d'Allemagne — d'Allemagne surtout — il les a traversées en souriant. Il souriait à un Dieu intérieur, à une inspiration de sa lucide conscience qui l'avertissait et le préservait. Il ne prenait pas le temps de les combattre par les discussions et les critiques : il leur opposait ingénuement l'exemple de sa vie. Il ne parlait pas, il n'écrivait pas, il agissait. Il savait quelle puissance il y a dans la bonne odeur des œuvres, dans le charme des mœurs, dans la bienfaisance toujours prête, dans la sollicitude qui se prodigue, dans les actes de *piété médicale*, si j'ose ainsi parler. Sa vie a eu le couronnement qu'elle méritait. Les forces morales qu'il avait amassées en lui l'ont exemplairement soutenu dans l'épreuve suprême. Il a quitté ce monde avec la sérénité chrétienne qui commande l'espérance. Cette sérénité, cette espérance sont aujourd'hui la consolation de sa famille éplorée : elle n'en a pas d'autre !

Mais que dis-je? Elle trouve un soulagement dans l'unanimité des regrets qui s'associent à sa douleur dans ce cortège funèbre. Adieu Hector, adieu cher ami! Repose en paix et sois toujours vivant dans notre souvenir comme un modèle !

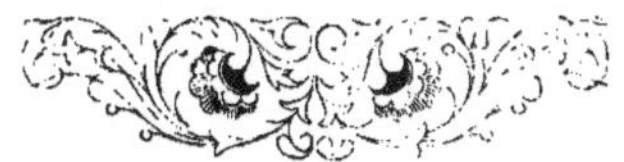

Paris. — Imp. Léautey, rue Saint-Guillaume, 24.

www.ingramcontent.com/pod-product-compliance
Lightning Source LLC
LaVergne TN
LVHW050507160826
845677LV00003B/993

* 9 7 8 2 3 2 9 6 5 7 7 3 8 *